AF341809

CAUSES DES DÉFORMATIONS

QUE PRÉSENTENT

LES CRANES DES SYRO-PHÉNICIENS

SOCIÉTÉ D'ANTHROPOLOGIE DE LYON

— Tome Troisième — 1884 —

CAUSES DES DÉFORMATIONS

QUE PRÉSENTENT

LES CRANES DES SYRO-PHÉNICIENS

PAR

LE DR L. LORTET

DOYEN DE LA FACULTÉ DE MÉDECINE DE LYON

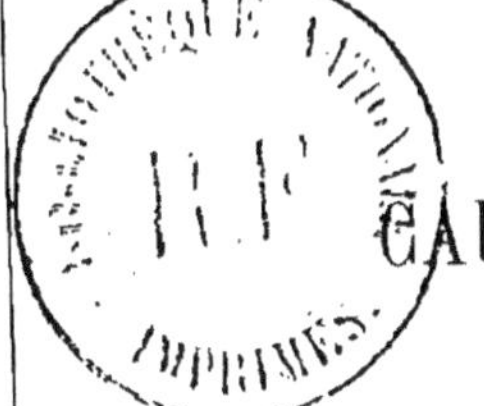
DÉPÔT LÉGAL
Rhône
N° 785
1884

LYON

IMPRIMERIE PITRAT AINE

4, RUE GENTIL, 4

1884

CAUSES DES DÉFORMATIONS

QUE PRÉSENTENT

LES CRANES DES SYRO-PHÉNICIENS

Les différentes populations qui habitent actuellement la Syrie : Ansariés, Druses, Maronites, Métualis, présentent toutes une singulière déformation céphalique qui frappe le voyageur le moins attentif aux recherches anthropologiques. La tête est haute, quelquefois pointue ; les diamètres antéro-postérieurs sont fortement diminués, tandis que les transverses se trouvent augmentés d'une quantité équivalente nécessaire à l'agrandissement de la cavité crânienne et au développement régulier de la masse encéphalique.

Par suite de ces modifications importantes, les têtes syriennes, hautes et courtes, coiffent sans difficultés les calottes de lin ou de drap qui ne peuvent que très rarement admettre la plupart des têtes européennes. En 1875 et en 1880 pendant deux longs voyages en Syrie, j'ai eu l'occasion d'examiner avec soin un grand nombre de crânes anciens et modernes recueillis dans les cimetières récents ou dans les nécropoles phéniciennes des environs de Tyr et de Sidon. Tous m'ont présenté une déformation constante qui explique parfaitement le type particulier que présentent des habitants de cette région de l'Asie.

Malgré le fanatisme des Syriens de certains districts, la récolte des ossements humains n'est point difficile à faire dans le Liban et en Palestine. Les voyageurs campent souvent au milieu des cimetières qui offrent, en général, un terrain favorable à la fixation des tentes dont les piquets sont solidement retenus par les larges touffes d'iris *(Iris Germanica)* toujours plantés abondamment dans les champs funéraires. Les tombes, très peu profondes, recouvertes à peine de quelques décimètres de terre sont formées de mauvaises planches placées verticalement, quelquefois par des dalles en pierre brute ou à peine dégrossie. Les parois de ce sarcophage rudimentaire laissent un large conduit au niveau de la tête du mort. Ce canal qui est destiné à permettre aux plaintes des parents de parvenir aux oreilles du défunt ne tarde pas à être agrandi par la pourriture des matériaux, l'affaissement des terres ou le travail des rats, des chacals et des hyènes. On peut alors facilement introduire le bras dans la tombe et en retirer les différentes parties du squelette.

Lorsqu'on examine un crâne syrien dans son ensemble, le caractère qui frappe surtout les yeux est l'aplatissement remarquable que présente toujours la région occipito-pariétale. La partie postérieure, au lieu de se terminer par une surface courbe plus ou moins régulière, est toujours formée par une paroi presque plane, quelquefois si large que le crâne peut reposer facilement sur une table, la face regardant en l'air, position qui ne saurait jamais être conservée d'une façon stable par les crânes européens. Cette partie postérieure de la boîte osseuse, très courte, semble avoir été retranchée par un coup de hache donné verticalement. Cet aplatissement est dû surtout à une déformation de l'écaille occipitale qui depuis l'inion est devenue plane et tout à fait verticale lorsqu'on fait reposer le crâne sur la rangée dentaire supérieure et sur les apophyses mastoïdes.

Une grande étendue des pariétaux a subi un aplatissement analogue, de telle sorte que l'angle postéro-interne de ces os conjointement avec la partie écailleuse de l'occipital forment une surface plane, carrée, qui donne à cette région crânienne, l'apparence dont nous parlons. Ces modifications importantes ont un retentissement considérable sur les zones voisines : l'amoindrissement notable de la cellule crânienne placée en arrière du trou occipital fait paraitre les apophyses mastoïdes tout à fait postérieures ; l'écaille du temporal est modifiée dans sa forme ; elle devient ordinairement allongée au lieu d'être à peu près circulaire, et les ailes du sphénoïde sont notablement rétrécies par suite de ce refoulement antérieur du temporal.

L'étendue et la direction des os de la face inférieure du crâne subissent aussi des changements remarquables. L'apophyse basilaire du sphénoïde bascule sur elle-même, et présente une forte tendance à se diriger presque verticalement en haut. Par suite de cette modification, la distance qui sépare l'épine palatine postérieure du rebord antérieur du trou occipital, est considérablement diminuée sur la plupart des crânes syriens que nous avons en notre possession.

La courbure des pariétaux s'efface à la voûte crânienne, et leurs angles antéro-internes étant fortement relevés, entraînent avec eux le bord postérieur du frontal, ce qui donne au crâne un diamètre vertical considérable. Par contre le frontal devient légèrement fuyant à partir de sa région moyenne, le plus souvent au niveau des bosses frontales. Quelquefois l'aplatissement du crâne porte principalement sur l'un des côtés, le front subit une déformation analogue : une des bosses frontales est poussée en avant par la pression de la masse cérébrale correspondante. Le frontal et l'occipital forment donc par rapport à l'axe antéro-postérieur de la tête deux plans obliques mais parallèles. Il est bien rare que l'aplatissement postérieur soit médian. Ordinairement il est bien plus prononcé sur l'un des occipitaux que sur l'autre, de telle sorte que le crâne devient absolument asymétrique. Nous verrons bientôt d'où provient cette irrégularité que présentent la plupart des nombreux crânes que nous avons rapportés de Tyr et de Sidon.

Entre les bosses frontales et les arcades sourcilières, se trouve ordinairement un sillon horizontal très prononcé, occupant toute la largeur du front. J'indiquerai plus loin d'où provient cette modification secondaire très fréquente chez toutes les races orientales qui font usage d'une corde en poils de chèvre ou de chameau servant à fixer le foulard ou le voile qui les préserve de l'intensité des rayons solaires.

Les déformations que je viens de décrire brièvement et qu'on rencontre toujours aussi bien sur les crânes des anciens Phéniciens, des nécropoles de Sidon et de Tyr, que sur ceux des Syriens modernes, doivent-elles être considérées comme un caractère de race plus ou moins transmissible par hérédité, ou bien ne sont-elles que le résultat d'un genre de vie particulier auquel les populations de cette partie de l'Asie soumettent les nouveau-nés pendant les deux premières années de leur existence ?

Les Arabes Syriens qu'on doit appeler plus exactement des Phéniciens ou des Chananéens, diffèrent profondément de toutes les races qui les entourent, et avec lesquelles ils ont été fréquemment confondus. Au nord, ils sont en rapport, à Alexandrette, à Antioche, à Alep et dans la haute Mésopotamie jusqu'à Orfa, avec les populations brachycéphales turques de l'Asie Mineure et les Kurdes ; à l'est de la vallée de l'Oronte et de celle du Jourdain, dans le grand désert de Syrie, à Pétra et au Sinaï, au delà du Hauran, avec les vrais Arabes, les Bedouins dont la dolichocéphalie remarquable établit une ligne de démarcation complète avec les Syro-Phéniciens. Enfin, au sud, vers Jaffa, Gaza, El-Arisch, se montrent les races égyptiennes qui sont aussi très nettement différenciées par des caractères qui frappent au plus haut degré le voyageur attentif.

Les déformations constantes dont je viens de parler plus

haut ont été signalées depuis longtemps par Pruner-Bey [1]. Girard de Rialle [2], de Quatrefages et Hamy [3]. Ces différents observateurs ont bien reconnu que les crânes des Syriens ont subi des déformations considérables, mais ils n'ont pas indiqué ni recherché quels ont été les procédés employés pour arriver à ces résultats. Ces déformations crâniennes ne sont évidemment point volontaires, elles sont tout simplement occasionnées par le genre de vie que l'on fait mener au jeune enfant pendant toute la durée de son allaitement. Elles sont intéressantes à étudier, car elles font voir combien de petites causes, lentes, peu énergiques, lorsqu'elles sont longtemps continuées, sont cependant capables de modifier profondément la conformation céphalique. En effet, il ne s'agit point ici de ligatures serrées, de compressions violentes, mais seulement d'une position prolongée pendant un grand nombre de mois, et mettant tout simplement en contact la paroi postérieure du crâne avec un matelas dur et peu rembourré. Telle est l'action qui suffit largement à amener les déformations signalées par les observateurs.

Depuis les frontières de l'Égypte jusqu'à Alep, c'est-à-dire dans toute l'étendue de la Syrie, aussi bien dans la plaine que dans la région montagneuse, le nouveau-né phénicien n'est point porté sur les bras de sa mère. Dès sa naissance, le jeune enfant est couché dans un berceau construit grossièrement en bois de mûrier (fig. 1). Un mince matelas en coton et quelquefois en laine, piqué très serré, sépare le dos de l'enfant des barres transversales qui remplacent le sommier. Ce matelas, au niveau du bassin, est largement perforé par une ouverture ovalaire destinée à laisser passer les matières fécales et les urines du baby. Les déjections sont recueillies plus ou moins soigneusement dans des langes placés entre les fesses, tandis

[1] Pruner Bey, *Bulletin de la Société anthropologique de France*, 1866, p. 47, 99 et 564.

[2] Girard de Rialle, *Bulletin de la Société anthropologique de France*, 1866, p. 563.

[3] De Quatrefages et Hamy, *Crania Ethneca*, p. 411 et 511.

que les urines, dont le contact surtout est irritant pour la
peau sont conduites, par un appareil très ingénieux, dans un
petit seau en fer ou en terre cuite qui est accroché sous le
berceau. Ce tube urinal consiste en une espèce de tuyau long

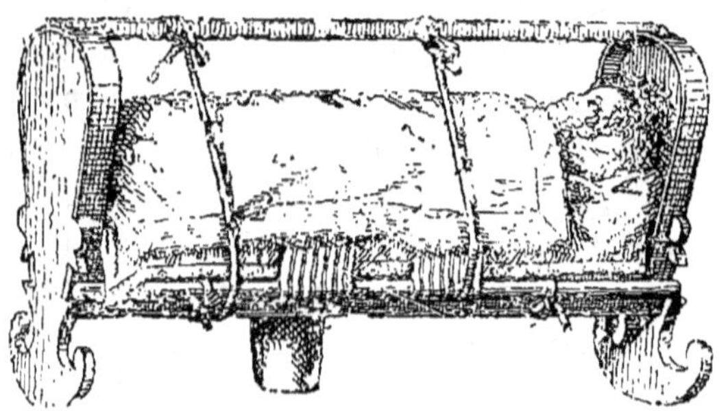

Fig. 1. — 1,12 G. N.

Berceau Syrien

de trente centimètres, en bois de chêne ou de mûrier, présen-
tant à l'une de ses extrémités un pavillon en forme de pipe.
Cet instrument est fixé entre les cuisses par de larges rubans
en coton. Le pavillon qui est arrondi, et profond pour les petits
garçons, reçoit l'extrémité de la verge ; il est ovalaire, allongé

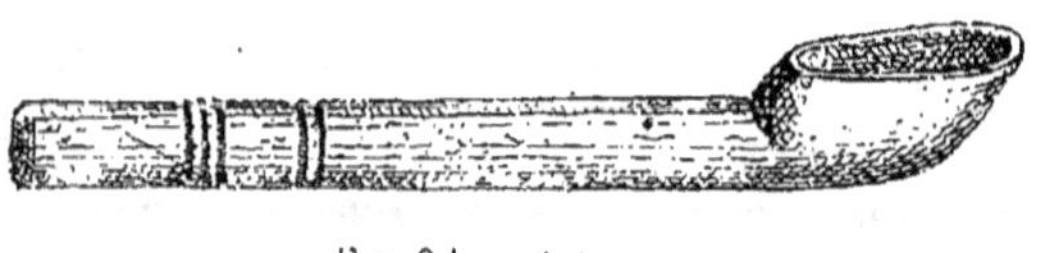

Fig. 2 ¹. — 1/4 G. N.

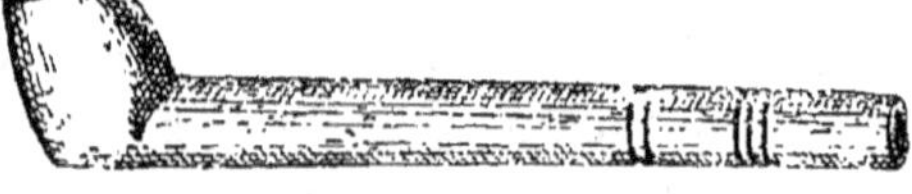

Fig. 3 ¹. — 1/2 G. N.

et largement évasé pour les filles chez lesquelles il s'applique
entre les lèvres, contre le meat urinaire. (Fig. 2, 3, 4 et 5.)

¹ Fig. 2 et 3, Syriens ; tubes urinaux.

Grâce à ces dispositions, les urines sont conduites en majeure partie dans le vase suspendu au berceau, et l'enfant peut n'être délangé qu'une fois seulement chaque semaine pour subir un lavage complet. Mais malgré les soins de propreté

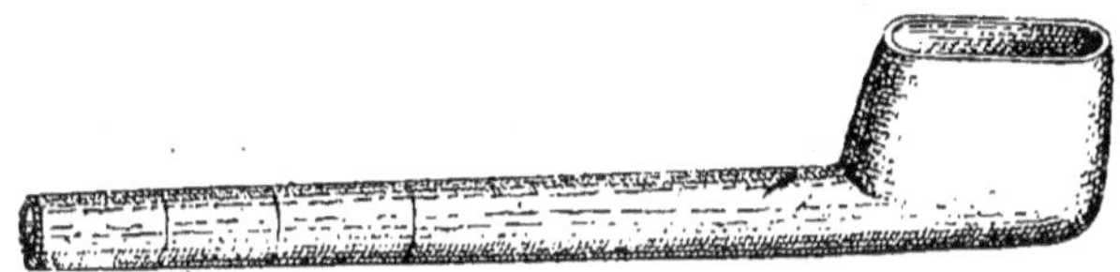

Fig. 4[1]. — 1/4 G. N.

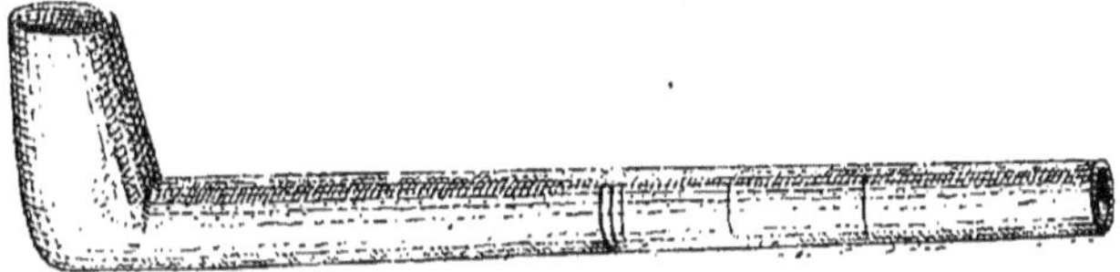

Fig. 5[1]. 1/4 G. N.

que les femmes Syriennes donnent très volontiers à leurs jeunes nourrissons, le contact prolongé des matières irritantes amène presque toujours des érythèmes douloureux aux fesses, aux cuisses et aux organes génitaux.

L'enfant étant couché horizontalement dans son berceau, la tête repose sur un petit traversin piqué, très dur, sur lequel porte ordinairement la bosse occipitale. Quelquefois, le malheureux supplicié, attaché dans son instrument de torture, séjourne de longs mois dans une pièce obscure ; il prend alors l'habitude de tourner la face du côté du jour, de telle sorte que la pression agit tantôt sur le pariétal droit, tantôt sur le pariétal gauche. De là, proviennent les asymétries très fréquentes que l'on peut observer sur la plupart des crânes de la Syrie.

L'enfant n'est point libre de se remuer dans sa couche ; quoiqu'il soit placé à peu près nu entre les couvertures et le matelas, ses bras et ses jambes sont immobilisés par une bande qui les

[1] Fig. 4-5. Tubes urinaux du Caucase.

lie à deux barres longitudinales fixées de chaque côté du berceau. De plus, une autre large bande de toile, passant aussi sur ces barres latérales vient comprimer légèrement le front, et maintient autant que possible la tête contre le coussin sur lequel elle repose. La pression douce mais prolongée de cette bandelette augmente encore l'effet que la simple pesanteur tend à exercer sur un crâne encore mou et malléable, et contribue puissamment à donner à presque tous les Syriens ce front fuyant qui les caractérise.

Ainsi que je l'ai déjà dit, l'enfant n'est ordinairement délangé qu'une fois par semaine, le samedi, jour consacré au blanchissage du linge de la famille. Pendant les deux premières années de sa vie, il reste sans cesse emprisonné dans l'étroit berceau qu'il ne quitte qu'au moment où ses forces sont suffisantes pour lui permettre de courir librement. La mère ne le sort jamais de sa couche pour l'allaiter, mais s'accroupissant à côté de lui, elle lui donne le sein en passant un de ses bras de l'autre côté du berceau, et en s'appuyant sur la barre longitudinale supérieure (fig. 6)[1].

Le berceau de l'enfant est souvent emporté dans les champs, et placé au grand air à l'ombre d'un arbre, lorsque la mère est une fellah, c'est à-dire une paysanne occupée aux travaux de la campagne. Dans certaines parties de la Syrie, notamment en Judée, lorsque les femmes s'éloignent beaucoup de leurs habitations pour faire les moissons, ou pour se rendre aux marchés des bourgades voisines, elles n'emportent point le berceau qui serait trop lourd ; elles placent simplement l'enfant dans une espèce de hamac tissé en laine élégamment colorée. Les quatre coins du hamac, terminés par de larges boucles sont noués sur le front de la paysanne qui peut alors conserver la libre disposition de ses bras. L'enfant est ainsi ballotté sur le dos de sa mère, jusqu'à ce que, arrivée à destination, le hamac soit accroché

---

[1] Extrait du *Tour du Monde*, Lortet, *La Syrie d'aujourd'hui.* Hachette, 1883.

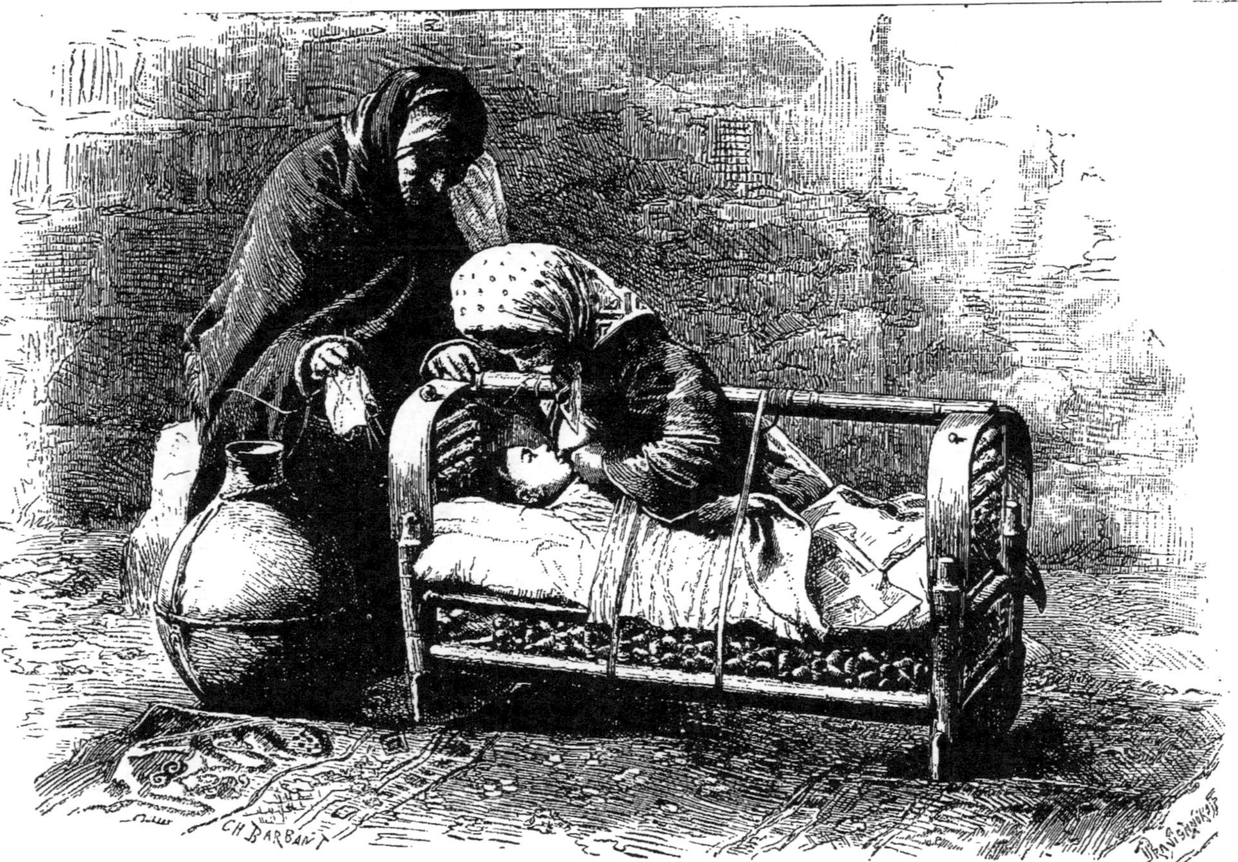

Fig. 6. — Berceau usité au Caucase et en Syrie

à une branche d'arbre ou à quelque ferrure d'une vieille masure. Que de fois dans les rues étroites et solitaires de Jérusalem n'avons-nous pas vu de charmants enfants des belles Bethléémites ainsi suspendus contre une porte ou un pan de muraille et gardés seulement par un chien, ou quelquefois par un âne dont le museau compatissant venait toucher la face du nouveau-né.

Ce décubitus prolongé sur un plan dur et résistant, ne tarde pas à aplatir et à changer la direction de l'écaille de l'occipital ainsi que celle de la partie postérieure des pariétaux. Les os du crâne s'accroissent par leurs bords, et dans la direction indiquée par les plans que forment leurs faces; aussi, par suite de l'augmentation de l'étendue de ces plans, les déformations paraissent encore plus accentuées chez l'adulte que chez le nouveau-né. C'est ce dont il est facile de se convaincre par l'examen de la série nombreuse des crânes que j'ai rapportés de Syrie.

Quel peut être le but d'un pareil traitement, j'allais dire d'une pareille torture imposée aux enfants? Est-ce pour obéir à quelque vieille coutume hygiénique, ou bien dans l'intention formelle d'amener la déformation crânienne? Malgré les nombreuses enquêtes que j'ai faites auprès des habitants, ou des médecins français fixés en Syrie, je n'ai pu arriver à éclaircir cette question encore obscure pour moi. La plupart des fellahs du Liban m'ont affirmé que le séjour prolongé dans le berceau n'avait d'autre but que de laisser l'enfant dans un milieu plus frais, et de l'empêcher d'être échauffé par le contact des bras de la mère. Cette raison me paraît peu admissible, d'autant plus que dans les régions supérieures du Liban, la température est certainement moins élevée que celle du centre de la France. Je suis d'autant plus porté à voir, dans ce singulier usage, la continuation d'une pratique très ancienne, datant peut-être des époques les plus reculées, que les crânes des anciens Phéniciens que j'ai déterrés dans mes fouilles pratiquées à Tyr et à Hanaouèh, présentaient tous à un haut degré les traces de la déformation qui caractérise les Phéniciens actuels.

Je ne sais si les crânes que l'on a trouvés dans les nécropoles phéniciennes de Cypre, de Sardaigne, de Sicile et de Carthage, présentaient les mêmes modifications. Il serait très intéressant de le constater, aussi je me permets d'appeler sur ce point l'attention de nos collègues qui seraient en mesure de vérifier ces faits.

Cet usage curieux du berceau perforé et des conduits urinaux, paraît beaucoup plus répandu qu'on ne pourrait le croire au premier abord. On le rencontre non seulement dans la Phénicie tout entière, mais ainsi que M. Chantre a pu le constater dans ses voyages, la même pratique existe chez plusieurs populations des montagnes du Kurdistan, chez les Arméniens et les Georgiens de Tiflis. Peut-être même est-ce du Caucase et de la Perse que cette coutume singulière a été anciennement importée en Phénicie.

LYON. — IMPRIMERIE PITRAT AINÉ, RUE GENTIL, 4

www.ingramcontent.com/pod-product-compliance
Lightning Source LLC
LaVergne TN
LVHW020106070726
842525LV00018B/2285